Allen Carr's Illustrated Easy Way to Stop Smoking

这书能让你戒烟 图解版

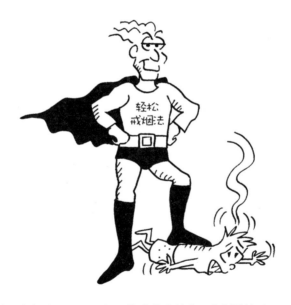

［英］亚伦·卡尔（Allen Carr）◎著 ［英］贝弗·艾斯贝特（Bev Aisbett)◎绘
许青松◎译

北京联合出版公司
Beijing United Publishing Co.,Ltd.

图书在版编目（CIP）数据

这书能让你戒烟：图解版 /（英）亚伦·卡尔著，（英）贝弗·艾斯贝特绘；许青松译.
-- 北京：北京联合出版公司, 2018.1（2021.10重印）

ISBN 978-7-5596-0465-1

Ⅰ.①这… Ⅱ.①亚…②贝… ③许… Ⅲ.①戒烟-图解Ⅳ.①R 163.2-64②C913.8-64

中国版本图书馆CIP数据核字(2017)第125998号

ALLEN CARR'S ILLUSTRATED EASY WAY TO STOP SMOKING
by Allen Carr & Bev Aisbett
Original Text Copyright © Allen Carr's Easyway (International) Limited
llustrations Copyright © Bev Aisbett
This edition arranged with ARCTURUS PUBLISHING LIMITED through Big Apple Agency, Inc., Labuan, Malaysia.
Simplfed Chinese edition copyright:
2021 Bejing Zhengqingyuanliu Culture Development Co., Ltd
All rights reserved.

北京市版权局著作权合同登记号：图字01-2017-3402号

这书能让你戒烟：图解版

Allen carr's illustrated easy way to stop smoking

著　　者：[英]亚伦·卡尔　[英]贝弗·艾斯贝特
译　　者：许青松
责任编辑：宋延涛
封面设计：尚世视觉
装帧设计：季　群

北京联合出版公司出版
（北京市西城区德外大街83号楼9层　100088）
北京联合天畅发行公司发行
北京天宇万达印刷有限公司印刷　新华书店经销
字数100千字　710毫米×1000毫米　1/16　9.25印张
2018年1月第1版　2021年10月第3次印刷
ISBN 978-7-5596-0465-1
定价：32.80元

译者推介

　　这是一本闲适有趣的阅读小品，那些有戒烟恐惧症的朋友们完全不用对此敬而远之。亚伦·卡尔不会板着脸训斥你要戒烟，贝弗·艾斯贝特的插图贴心有趣又好玩，你的嘴角随时会牵起会心一笑的美丽曲线。

　　那些打算买这本书送人的朋友们也不用担心它没有戒烟效果，事实上，这本书的戒烟效果甚至会远远优于此前广受欢迎的纯文字版《这书能让你戒烟》。你的烟民朋友或家人更容易捧读这本书，他们会不知不觉地进入亚伦·卡尔精心设计的嫌恶香烟的"圈套"。他们一点起烟就会想起亚伦的生动语言和贝弗的俏皮插画，他们开始勇敢正视香烟的反人类本质，他们会莞尔一笑摈弃那些为躲避戒烟而寻找的种种可笑借口。即便这本书暂时没有帮助他们把烟戒掉，它的纤薄和有趣也会诱惑烟民们一读再读，他们迟早会被书中雄辩的事实"洗脑"，主动远离吸烟的迷局。

　　这本书不仅帮烟民解决久吸难戒的心理症结，更重要的是，它能让非吸烟者和吸烟者形成统一阵线，共同抗击冥顽的烟瘾，此外，它还贯彻了一种自我修行的无价智慧——你的满足感必须来源于自身而不可能寄予外界。不管你是非吸烟者，还是吸烟者，只要香烟和你的生活有关系，你都应该看看这本书。

在翻译本书之前，我觉得自己只是个偶尔吸烟的"非吸烟者"，我并不忌惮自己在郁闷或颓废时吸烟。但现在我发自内心地认为，当心绪再次郁闷、又想颓废的时候，我会去寻找其他的开解之道，譬如运动、闲逛、看天发呆之类，而不会再去用毒烟麻醉自己，因而沉沦不归。

有了这本书，戒烟，确实轻松得不算事儿！

目录

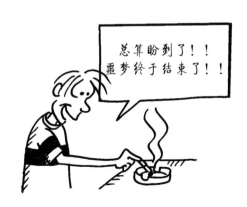

这么说，
你真的想戒烟了？

瞧我这话问的——

你在翻弄这本书，当然是准备要戒烟了！

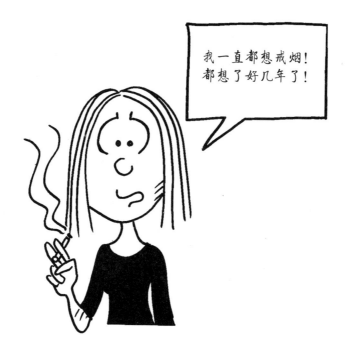

明智的选择!

但是……你真的准备好戒烟了吗?

要是我说，

"好吧，既然真的要戒烟，

那现在就立马把烟掐了吧"？

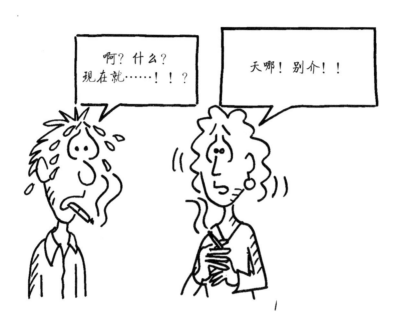

不要激动，放宽心，

你这样反应太正常了，我能理解。

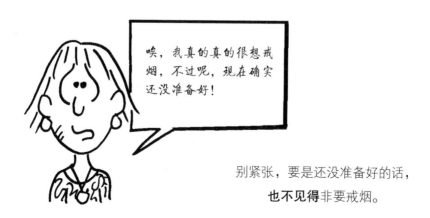

别紧张，要是还没准备好的话，

也不见得非要戒烟。

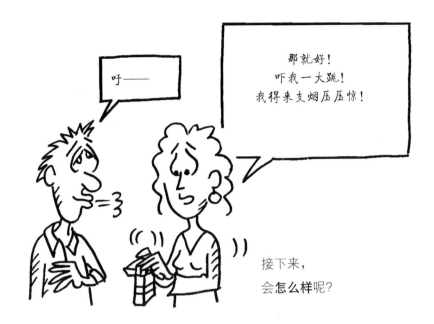

接下来，

会怎么样呢？

我们都知道，烟民大多数时候内心都很纠结，也都明白吸烟的种种害处，但真的就那么戒了，心里又有种种的恐惧，就这样，内心就像有两个小人儿在拔河一样扯来扯去。

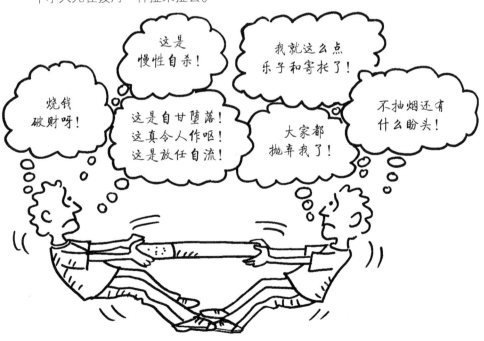

大家可能有过
很多很多次戒烟经历了，
曾经——

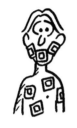

各种戒烟贴

大嚼戒烟糖

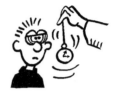

催眠疗法

针灸疗法

还有——

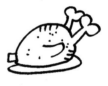

冷火鸡疗法

当然，甭管隔多长时间，你
最终还是拿起了烟卷儿……
为此，**你痛恨你自己。**

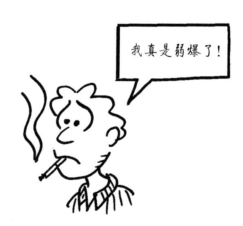

我真是弱爆了！

所以，你现在大概认命了，
觉得自己就是没有**意志力**。

其实，**老烟民**最不缺的就是
意志力。

作为老烟民，你**承受了**太多：

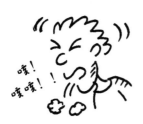

体弱气虚

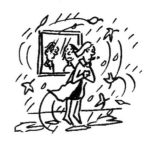

离群索居

遭人白眼

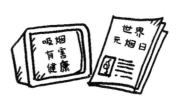

口诛笔伐

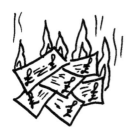

烧钱败家

还有——

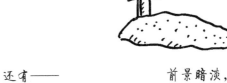

前景暗淡，
未来凄凉

意志力会发生一种奇诡的变异——它会产生免疫性。

你心里越想着要**抗争**什么事，那事儿就会越来越难缠。

你注意到没有，好像你**越烦**什么，就**越来**什么。

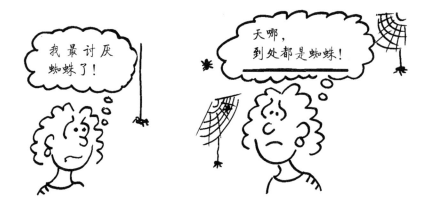

同理，你越想着要**抗拒**吸烟，

要**排斥**烟草，

要**禁止抽烟**，

结果越会怎么样呢？

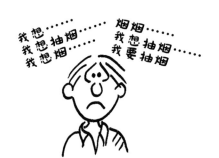

你脑子里想的

全都是——

烟、烟、烟！

越是**振振有词**的戒烟，

越会纠结于是否真的非戒不可。

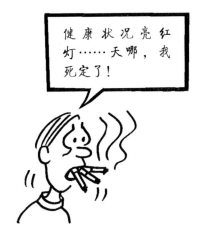

健康状况亮红灯……天哪，我死定了！

如果老是想着什么死定了，满脑子都是**前景暗淡**、**未来凄凉**，接下来会怎么样呢？

你**备受压抑**；因为感到了压力，你得找**你的"老朋友"**寻点慰藉。

结果就是：

纠结担心→心情压抑→继续抽烟

你确实想**戒烟**，

不过**得先抽根烟**再说！

你一直在跟

自己**较劲儿**。

你大概觉得还没有

做好戒烟的**准备**，

但确实感到了戒烟的**压力**。

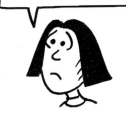

要是戒烟时还能继续抽烟就好了！

有人关心你、在意你，
送给你这本书，希望你能**戒烟**。

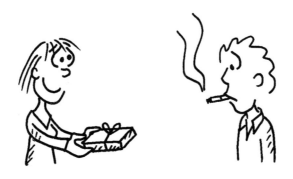

你收到了礼物，出于礼貌，
所以至少应该**看看这本书**。

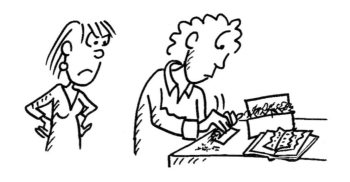

毕竟，你随时都可以把它扔到一边。
只是看看书，能有什么**害处**呢？

不管戒烟的动机是什么——

是担心健康，是心疼花钱，还是为了取悦他人。

你觉得"**这一切是时候了断了**"。

你下定决心，毅然决然地要**远离香烟**。

你聚集起
所有的勇气和决心。

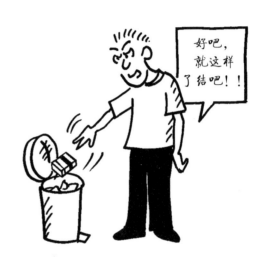

这就是"冷火鸡疗法"。

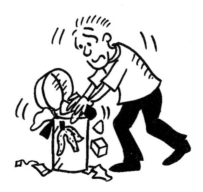

……结果？
当然是**失败**！

下面，我们先要**想清楚一些事情**。

刚刚抽完烟时，

你就已经是一个非吸烟者了。

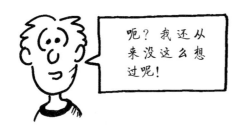

呃？我还从来没这么想过呢！

除非你又点着了
另一支烟！

还有其他一些**利好消息**。

光靠**意志力**，
其实**不太可能**成功戒烟！

哦，当然，有些人确实
成功戒烟了（**祝福他们吧**），
但大多数人**都失败**了。

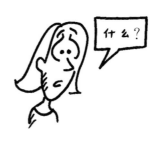

什么？

事实上，一些靠意志力成功戒烟的人一直在用**意志力**抵抗抽烟的欲望，
甚至**好几年**都是如此！

他们真的**自由了**吗？
并不见得。

他们依然**想**抽烟，有些人甚至一生都
摆脱不了这种抽烟的欲望。

他们始终有一种感觉，
觉得自己好像**失去了什么东西。**

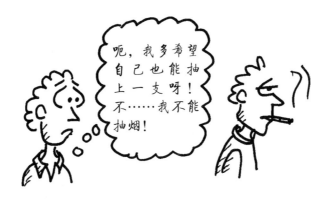

这样的抗争**令人身心疲惫！**

这些人是事实上的**非吸烟者。**或者更恰当的说法是，
他们只是些**暂未吸烟的吸烟者。**

吸烟者与非吸烟者有一个**重大的区别，**
值得我们继续进一步探讨。

问：吸烟者与非吸烟者的区别是什么？

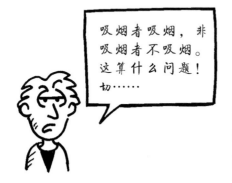

吸烟者吸烟，非吸烟者不吸烟。这算什么问题！切……

好吧，答案没错……不过，这就是说，只有当你真的在抽烟时，你才是个**吸烟者**，而在不抽烟的时候，你就是个**非吸烟者**——请参见前面的叙述。

问题是，
在不抽烟的时候，
你真的**觉得**自己
是个**非吸烟者**吗？

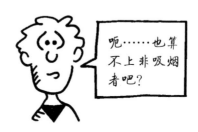

呃……也算不上非吸烟者吧？

好，那么真正的区别到底是什么？

放弃回答了？

（明智的选择，哈哈！）

答：非吸烟者是没有抽烟欲望的人。

根据这个定义，已经**戒烟**但仍然想恋着烟卷的人仍然有**烟瘾**！

尽管**身体层面**上已经是非吸烟者，但**心理层面**上依然是吸烟者。

那些转向香烟替代品的人，譬如戒烟贴、戒烟糖和戒烟药等，也同样如此。这些人仍然没有**摆脱烟瘾**——他们只不过是把烟瘾转移到其他地方而已。

你并没有感觉到**自由**，相反，那种一直在你耳边喁喁细语的欲念几乎要让你**抓狂**。

"我想抽支烟！"

终于，抽烟的念想**太强烈**了，你扛不住了，你**点燃**了第一支香烟……

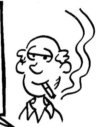

这没什么……我都已经有6小时没抽烟了……我只抽这一支就好！

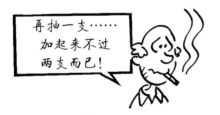

再抽一支……加起来不过两支而已！

接下来是**第二支**……

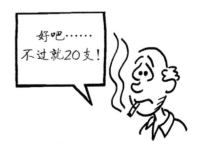

好吧……不过就20支！

然后，**一支接一支！**

摆脱烟瘾，这意味着不再**望着恋着**香烟，
不再**需要**香烟，也不再**想抽烟**。

要想达到这样的境界，
你需要理解**这到底是怎么回事**。

每个**吸烟者**刚开始时都是**偶一为之**。
我们觉得自己能控制吸烟这样的事情。

实际上，我们甚至从没**担心**过自己会控制不了吸烟。

换个超然的说法，所有问题都还属于遥远的未来。
我们觉得自己能够应对后续的任何状况。

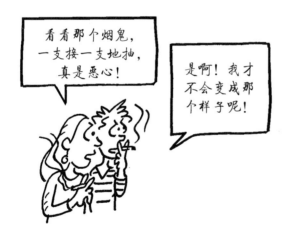

然而，还没等到"遥远的未来"，
就已经**太晚了**。

你已经**上瘾了**。

那么，**到底**是谁**控制着**吸烟这件事呢？
相信你已经**猜到了**！

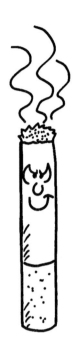

而且，如果吸烟只能算是**未来**要处理的问题，
那怎样才能知道**是时候**戒烟了呢？

等你得上**肺气肿**？还是**肺癌**？
或者，等你不得不做**切除手术**时？

你一直在**担心**下一支烟就可能引发**癌症**，
那你到底还想担惊受怕多久？

不过，你早就知道这些事了，对吧？

好，你既然什么都明白，那为什么还是没能**戒烟**?

答案很简单，因为你忍受不了没有香烟的日子;
一想到再也没有这样的**乐子**或**寄托**，
你就受不了。

你做不到，
是因为你已经**上了瘾**。

我们没打算吓唬你:
休克疗法同样会造成**免疫性**。

它只会让你像鸵鸟一样
把头继续埋在沙子里。

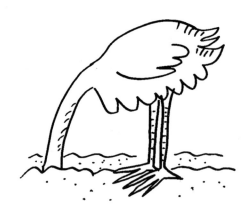

而现在我们最需要做的是，

先重新打量打量

你的

"铁哥们儿"！

险恶的陷阱

染上了烟瘾有点像中了蛊。

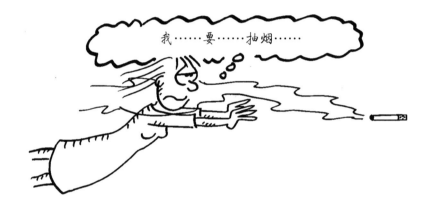

你自己还觉得

一切尽在掌握……

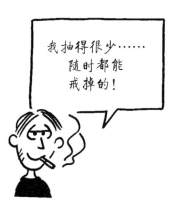

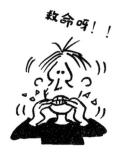

直到你**欲罢不能**。

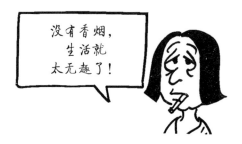

烟瘾在蛊惑你，

让你觉得**吸烟**能带给

自己一些东西，

你也**迷信**香烟能带来这些东西。

烟瘾是一种**强大**而又**隐蔽**
的险恶陷阱。

为了认清烟瘾的本质，
可以先来看看**猪笼草**和**飞蝇**的例子。

有一只苍蝇，
正快活地嗡嗡飞来。

它感到生活很完美，
不再需要其他东西——
大自然的给予丰美充盈，
足够它享受生命了。

但是，在一个特别的日子里，
这只苍蝇邂逅了那时花开，
她是如此的**不同寻常、神奇魅惑**。
苍蝇好想去一探究竟……

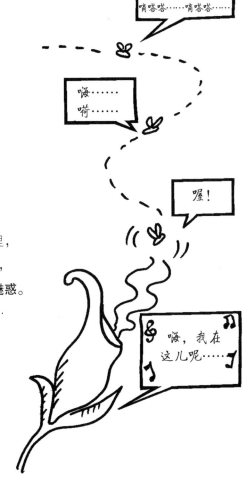

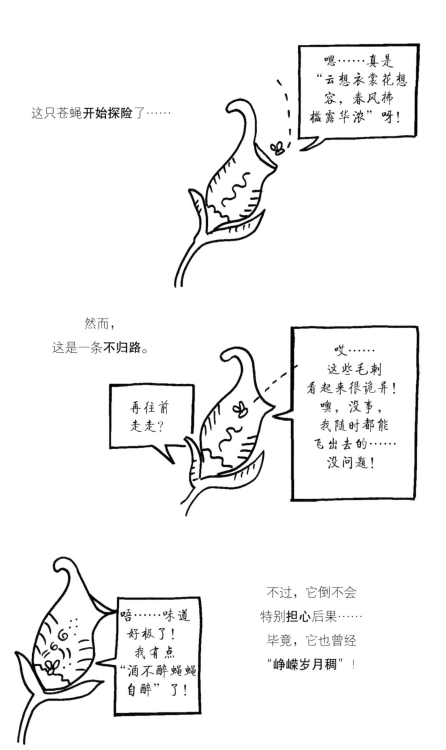

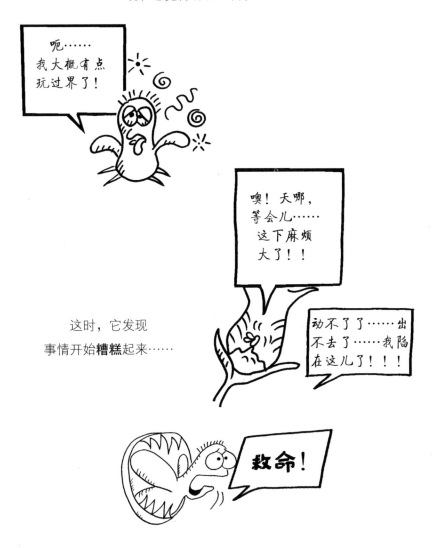

过了一段时间，
这只苍蝇有点腻味这些了。

刚开始时还算轻松愉悦，
现在它觉得有些**不自在**了……

这时，它发现
事情开始**糟糕**起来……

它终于意识到，以前是"美味花蜜任君采撷"，
现在却被"**美人反啮尸骨无存**"！

吸烟者就像那只苍蝇，

一步一步，走向了宿命的终点：

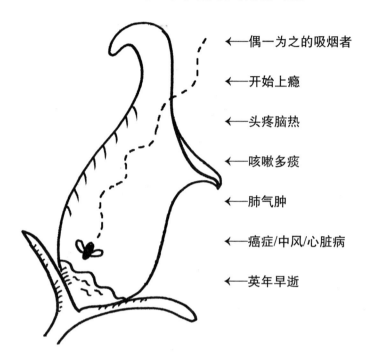

←——偶一为之的吸烟者

←——开始上瘾

←——头疼脑热

←——咳嗽多痰

←——肺气肿

←——癌症/中风/心脏病

←——英年早逝

这个陷阱的最险恶之处在于，它营造了一些**假象**：

- 吸烟令人愉悦。
- 是烟民自己要抽烟的。
- 烟味很好闻。
- 抽烟能打发无聊时光。
- 吸烟有助于集中注意力。
- 抽烟能纾解压力。
- 和重度吸烟者相比，偶尔抽支烟不太会染上烟瘾。

还有最重要的一条——

- **戒烟真是太难了！**

一旦掉进了这个陷阱，你就把自己**出卖**给了烟卷。

烟民们并不是**自己要抽烟**的。

他们是被逼迫着去抽烟的。

他们为了缓解未满足**烟瘾**造成的不适，需要来支烟来**过过瘾**。

吸烟者其实就是**瘾君子**。

什么？你觉得
自己没染上**毒瘾**？

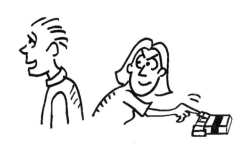

你抽过**烟屁股**吗？

你**偷拿**过别人的香烟吗？

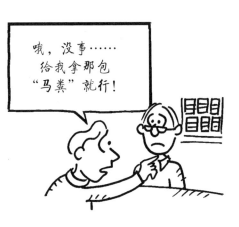

哦，没事……
给我拿那包
"马粪"就行！

习惯抽的那个**牌子**没有了，
你会掉头**空手**走开吗？

你**谎报**过自己实际
抽了多少支烟吗?

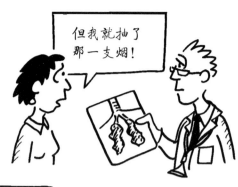

我说过是今天吗?我说的是明天!

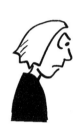

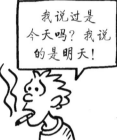

你**反悔**过自己的
戒烟承诺吗?
不管是对别人的承诺,
还是对自己的许诺?

不好意思……
我也刚抽完!

有人向你讨烟时,
你**装作**自己也
刚好没烟了吗?

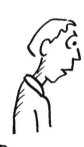

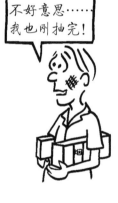

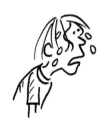

烟抽光了之后,
你会**隔多久再去买烟**呢?

你看,为了香烟,你会**偷窃**,你会**撒谎**,你会**欺骗**自己和别人,
你会**不顾操守**,你还会**囤烟**……

对,没错,你就是个**瘾君子**。

深入剖析尼古丁毒瘾

自觉软弱愚蠢 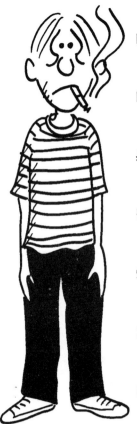 自惭形秽

缺乏自信 口腔异味

浑身没劲 身无分文

呼吸困难 昏昏沉沉

健康状况每况愈下 烟臭难闻

可能还要切除点什么 紧张易怒

担惊受怕 奴颜婢膝

掉进吸烟陷阱之后，最糟糕的是，
身陷图圈的你却常常会**给自己找借口**。

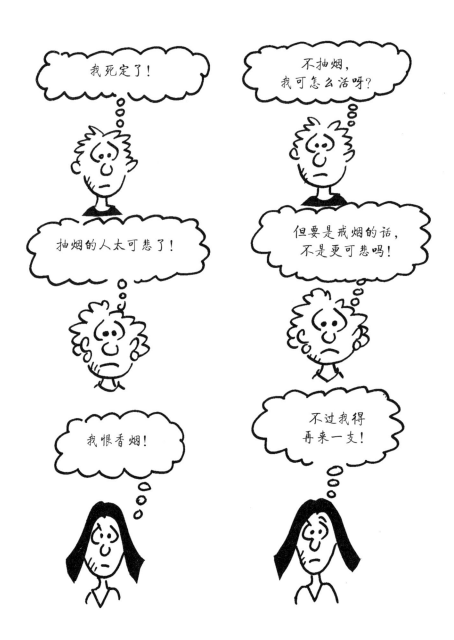

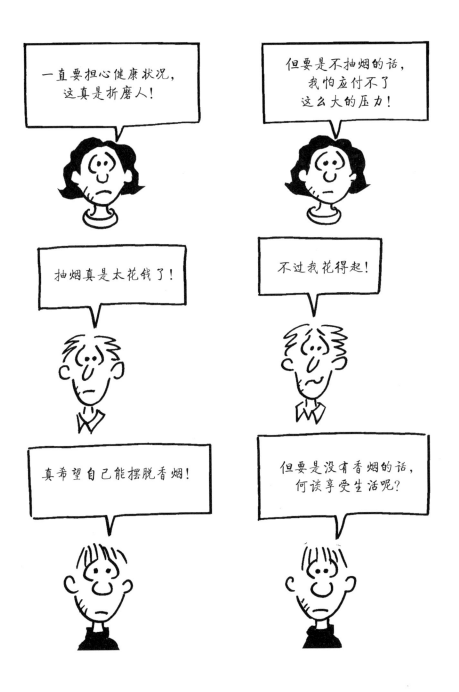

最后，你得出结论：香烟肯定有一种非常**强大**的魔力，
它能让你不顾一切地继续抽烟，
让你无视那些**警告标识、健康红灯、担心疑虑**以及
你自己**想戒烟**的意愿。

你觉得，抽烟**确实带给了自己一些东西**；
你认定，自己就是**需要**抽烟！

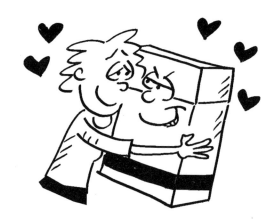

持有上述观念之后，
你对自己的抽烟行为就**放任自流**了。

你任凭**魔鬼**把自己捏在了手心里。

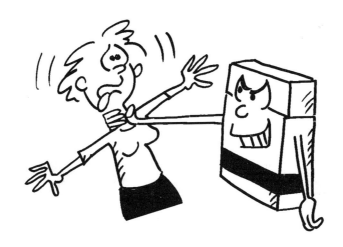

分身为二的恶魔

烟瘾这个恶魔很狡诈。

它会伪装成你的朋友。

它好像在**帮助**你。

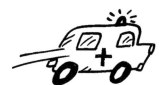

但事实上，它只不过是让你觉得，
离了它**就什么也干不了**。
这算什么朋友！

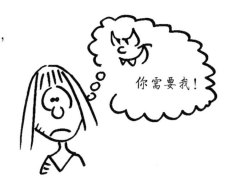

实际上，这个叫**烟瘾**的恶魔有**两个分身**：

一个叫**大魔头**，另一个叫**小魔怪**。

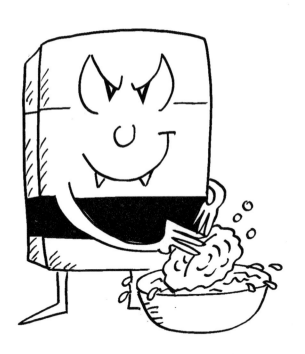

大魔头负责
给你**洗脑**……

使你相信，你确实**需要**吸烟。

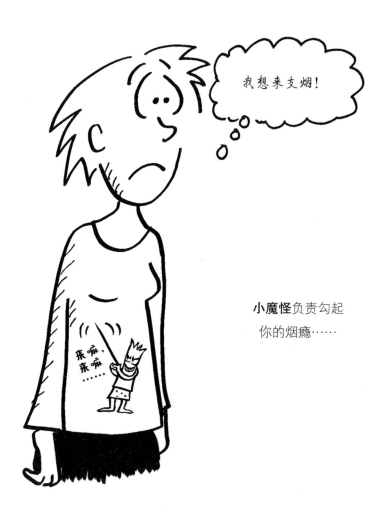

小魔怪负责勾起
你的烟瘾⋯⋯

那种**空荡荡的、没着没落的**感觉会驱使你去抽烟。

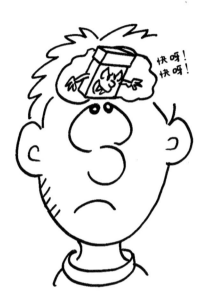

烟瘾恶魔是你的
监狱长，
你的**监控者，**
你的**施虐人。**

烟瘾恶魔完完全全地
掌控着
你的生命。

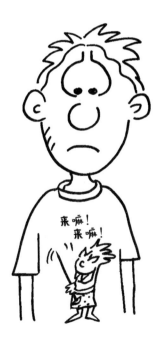

抱歉，请不要把我们勾画的
暗淡前景放在心上，因为我们
刚才运用的是**恐吓疗法**，
事实上，这个招数根本不管用。

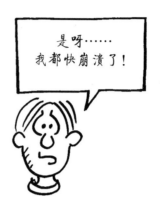

不过，在这里要先
搞清楚一些东西：

首先，这些情况确实是**事实**；
大多数烟民对这些事实也**心知肚明**。
（别告诉我说你没有这种感受，
那只能说明你是从火星来的）

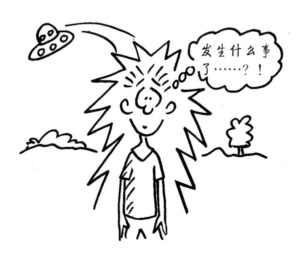

其次，抛开**恐吓疗法**不论，

这里有个很流行的观点（甚至烟民也表示首肯），

它认为，吸烟问题只是一个**愚蠢的习惯**而已，

不值得大惊小怪，毕竟这又不是什么其他的"烈性"毒品。

酗酒症被认为是一种病，

但很少有人会把**尼古丁上瘾**也看成一种**病**。

人们觉得，吸烟者是
主动选择抽烟的，
因为他们喜欢抽烟；
他们只是**冥顽不化**，
拒绝放弃这个愚蠢
的爱好而已。

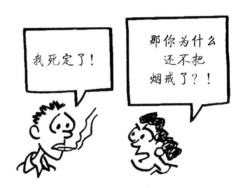

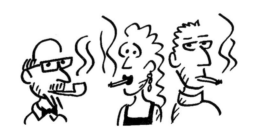

所以，吸烟者常常被简单地

贴上**软弱、任性，**甚至**愚蠢**这类标签；

实际上，这些标签并不符合事实，

因为吸烟者可是横跨了相当广泛的社会阶层！

实际上，吸烟者和其他所有人一样，
既聪明智慧，又意志坚强。

和想摆脱**尼古丁**毒瘾的烟民们相比，
那些想要戒掉**海洛因**或**酒精**的人
则可以利用多得多的**公共资源**；
极具讽刺意味的是，
大家同时又公认**尼古丁**
远比**海洛因**更容易让人**上瘾**！

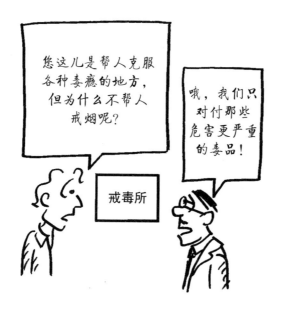

于是，可怜的老烟枪确实想戒烟，但
他很可能只是一个人在**战斗**；这个可
怜的家伙内心饱受煎熬，但得到的**支
持**、**同情**和**理解**却微乎其微。

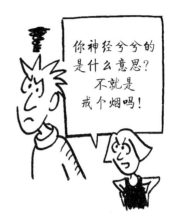

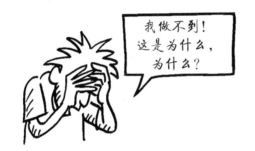

很少有非吸烟者能真正
了解吸烟者那种
想戒烟但又做不到时的
痛苦煎熬。

日复一日的自我斗争让他**身心俱疲、不堪重负**。

试图用意志力戒烟的烟民表达了
无数次的**决心**，作出了诚挚恳切
的**承诺**，结果却一次次地发现自
己还是不能跳出**恶魔**的掌心，他
们只能独自吞下羞耻和绝望的苦
涩泪水。

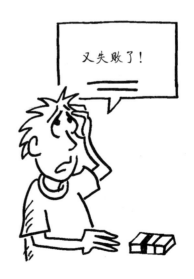

回过头来，再看看029页的那个染上尼古丁毒瘾的家伙，
请充满**恻隐之心**地看看这个可怜虫吧，
因为他很可能就是**你自己**。

也许，你可以把这个家伙当作一个**朋友**。

这副**令人瞠目**的躯壳里困顿着一
个**热心可爱、体贴奉献**的好人，
只不过现在他每天都陷溺在**烟瘾**
的折磨之中。

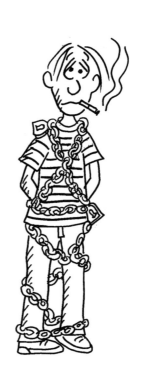

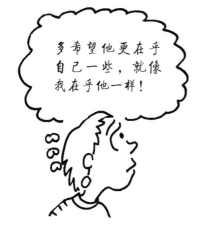

如果我们能摈弃**耻辱感**和**罪恶感**，
更**慈悲**地看待自身，
多一些**宽容**和**谅解**，
那么成功戒烟的
可能性就要大得多。

事实上，**人体**的神奇之处早就有了科学的证明——
虽然尼古丁是目前已知的最致命、最容易上瘾的毒品
（远高于海洛因和酒精），但人体**仍然**能对付它。

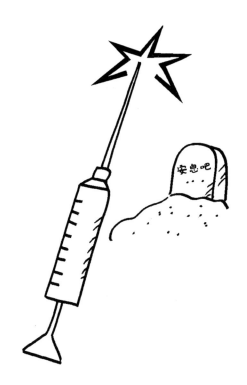

安息吧

不过，尼古丁并不是
直接静脉注射的毒品，
否则哪怕**只是一支香烟**
里的尼古丁含量，
也足以会让你**送命**。

下面是一些好消息：

停止抽烟之后，**只需要几天**，人体的代谢系统就会排出尼古丁；
我们的机体会**马上**行动起来，
开始修复抽烟造成的伤害。

先从心理上跳出那个险恶的烟瘾陷阱（不被**大魔头洗脑**），

此后**身体上**的**短时不适**是很容易对付的。

即便是**重度吸烟者**，也能很长时间不抽烟而不感到困扰，

譬如以下情景——

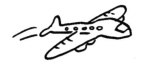

乘坐飞机时

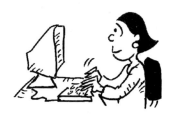

专心工作时

或者**住院期间**

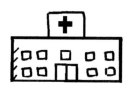

甚至，**身体上**的**戒断反应**也不曾逼迫

你从熟睡中爬起来找烟抽。

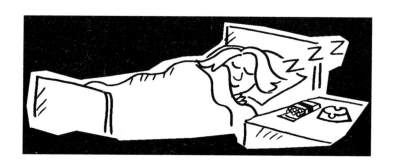

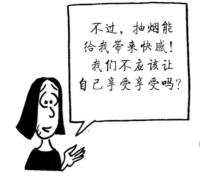

不过，抽烟能给我带来快感！我们不应该让自己享受享受吗？

确实没错。
不过有些事得仔细
推敲推敲……

吸烟者并不享受吸烟！

什么？！！

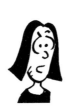

我不这么认为！很多时候，抽烟就是越有满足感！

哦，你是说那些**最美妙**的抽烟时光吧……

早起一支烟，精神好一天……

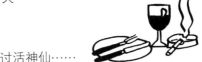

饭后一支烟，赛过活神仙……

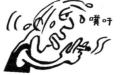

噗吁

锻炼小半天，抽烟乐翻翻……

小憩点支烟，逍遥似神仙……

这些最美妙的抽烟时光有个共同之处，

那就是你感到时间悠然流逝，

逍遥自在的感觉真是千金不换。

吸烟者把这种逍遥自在的状态跟吸烟这件事联系起来——

洗脑效应得到了强化。

最终结果是，这些时候如果不吸烟就毫无享受可言。

其实，吸烟带来的唯一"快感"，
只是稍减尼古丁的难填欲壑。

我们来看看一个小玩意儿：

这是一支**幸福指数计**。

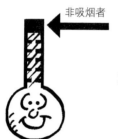

非吸烟者

这里是美好一天刚开始时的**幸福感**水平，

这时你还没开始抽烟。

然后，你点燃了第一支香烟，

让那个**小魔怪**呱呱坠地。

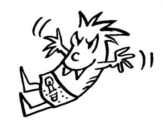

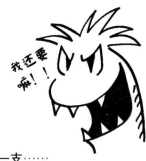

小魔怪的**烟欲旺盛**，很快它会要求**再来一支**……

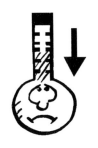

身体因为**尼古丁戒断**反应，
开始有**空荡荡的、没着没落的**感觉，
于是你觉得**幸福感**在下降……

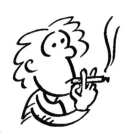

于是，你又给那个小魔怪**来了一支**。

情况确实有所**缓解**……

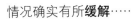

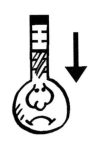

好景不长，那个小魔怪又开始烟欲难耐了！

于是又要，又给……再要，再给
……**循环往复，无休无止**……

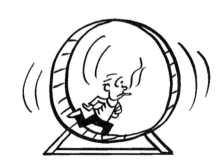

随着时间的推移，吸烟者的身体出现了尼古丁耐受性，
这时再抽烟，只能**有限地**缓解烟瘾，于是你觉得
压力更大了，频度更高了，抽烟更多了。

不管你为那个**小魔怪**付出多少，
你**永远**也达不到抽烟之前感受到的**幸福感**水平。

和非吸烟者相比，即便你使出浑身解数，
也仍然会觉得**越来越压抑、越来越不自在。**

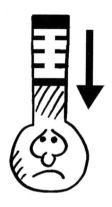

实际上，你的**健康水平**每况愈下，**羞耻感、憎恶感和束缚感**与日俱增，再加上一直担心如影随形的疾病或死亡的阴霾，这些肯定只会让你的**幸福感越来越低。**

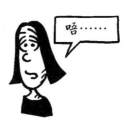

还是不相信抽烟
不是一种**享受**？

没问题。那现在就请点支烟吧，
然后，请**深深吸上**六大口。

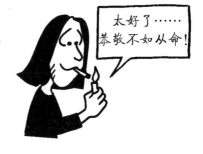

好了，请描述一下你
感受到的**快感**。

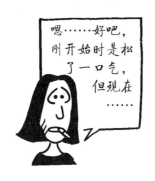

再来一支吧。

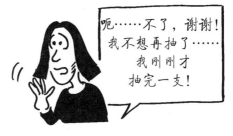

为什么不要了？
你不是说，
抽烟很有**快感**吗？

抽烟其实跟**快感**一点关系也没有。
抽烟只是在吊高**尼古丁**的**胃口**，
徒劳地想消解抽完一支烟后的**戒断**反应。

你**对付**不了它!

你需要帮手!

没问题——帮手就在你身边!

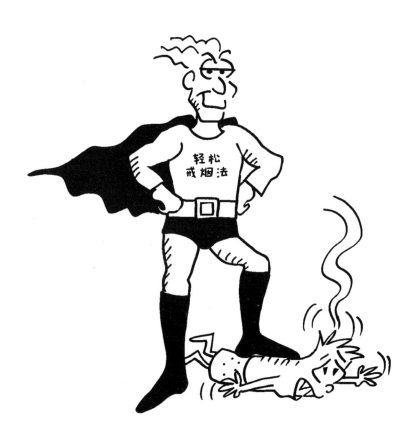

从现在开始，

你需要**很在乎你自己**，

这样才能**靠自己救赎自己**，

一步一步来，这本书接下来就告诉你该怎么做。

抽烟没有任何借口

注意事项：

除非你真的"领悟"了，否则请继续抽烟！

说实话，我们坚持以上主张。

只要你仍然想着念着香烟，你就还是个吸烟者。

别担心……这本书会手把手地带你走向**领悟之道**!

传道之前,
先请**认认真真地**直视
"烟瘾"这个恶魔,
于是你会发现……

烟瘾其实是个假象!

它有点像小时候的那个"床下怪物"。

想起来了吗?
那时的你躺在黑乎乎的房间里,
觉得那个床下怪物是多么庞大、多么可怕呀!

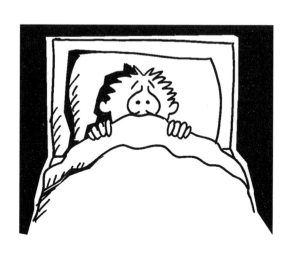

等到后来，你终于鼓足勇气，

俯身探头，偷偷看了一眼床下……

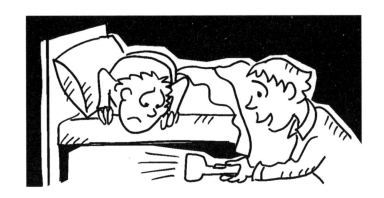

结果发现那里只有几团毛绒绒的浮尘！

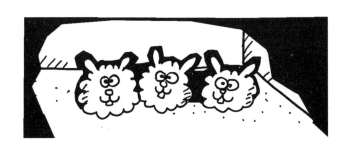

所谓的"床下怪物"全都是你的**想象**。

同理，你心底的**恐惧**产生了
"烟瘾"这个大魔头。

这个大魔头负责**洗脑**，
让你相信不抽烟就糟糕透了。

是时候该粉碎那些关于烟瘾的**假象**了！

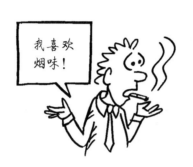

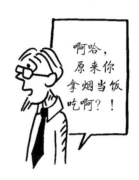

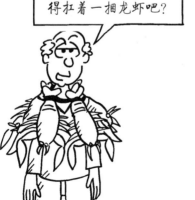

因此，所谓的"喜欢烟味"
是个彻头彻尾的假象。
要戳穿它，只要想想刚开始
抽烟时烟味有**多糟**就行了。

觉得"烟味"不错，
这只是因为你正在满足
尼古丁毒瘾，而你却把**毒瘾**的
缓解当成了烟味的"美妙"。

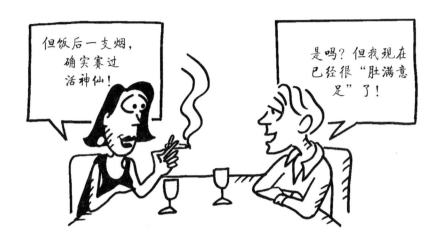

饭后一支烟，**好像**确实更香更醇，

这是因为你刚刚实现了人生三大愿望——**饥则食**的愿望，

渴则饮的愿望，

以及**吸食尼古丁**的愿望。

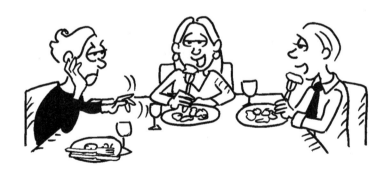

想想看吧，那些非吸烟者还在细嚼慢咽地享用大餐，

而你却在如坐针毡地等着**吞云吐雾**，

那该是多么**沮丧难堪**啊！

一盒烟有二十支，
为什么**那一支**会比
其他的更醇更香呢？

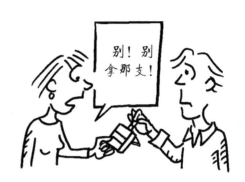

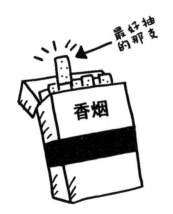

抽烟不能让食物更加美味。

相反，抽烟会
杀死我们赖以品尝美味的味蕾。

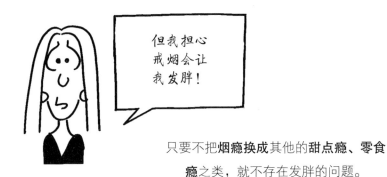

只要不把**烟瘾换成**其他的**甜点瘾、零食瘾**之类，就不存在发胖的问题。

关键在于你要认识到，
戒烟不会让你失去任何东西！

事实上，你还会得到一些东西。
你会重获**无尽能量**，
更加**活力四射**。
等到可怜的身体排
干净那些**焦油烟碱**，
你会觉得**精神更加饱满**。

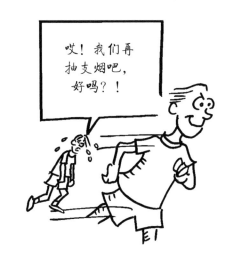

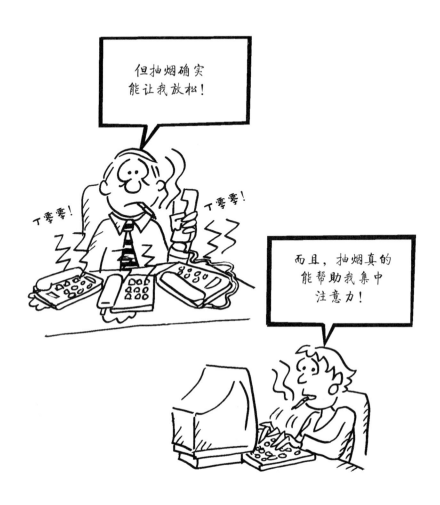

以上是两种最常见的关于抽烟的假象。

让我们来戳穿它们吧！

首先来戳穿抽烟让人**放松**这个假象。
想象有两个人今天上午要一起去看牙医
（大多数人去看牙医都会感到紧张），
假设你是那个吸烟者，另一个是非吸烟者。

你的情况会比平时更惨，
因为一觉醒来，
除了看牙的压力之外，
你还得补充因过夜而下降
的尼古丁水平。

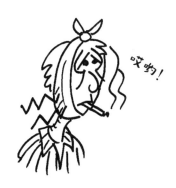

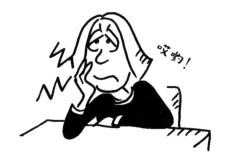

而非吸烟者只要应付
看牙的**压力**就行了。

现在，我们**快进**到看牙结束那一刻。

你们俩都大大**松**了一口气……你也**放松**了，对吧？

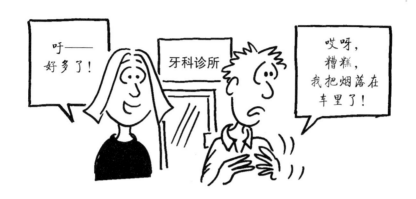

烟民的**真正**压力在于，体内的尼古丁水平下降之后，
他身不由己地要继续满足那无休无止的烟瘾，
满足那**撩人分心的欲望**。
正因为此，抽烟在表面上好像能帮助人**集中注意力**。

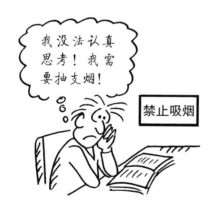

事实上，尼古丁的戒断反应
会引起生理不适，而吸烟者
在心理上又想要抽烟，这些
当然会导致精神难以集中。

相反，非吸烟者则不存在这个问题；
烟民真正**自由**之后，同样不存在这个问题！

正是因为抽烟，

你才承受了更大的压力，

你才无法专心。

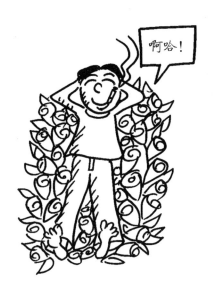

如果抽烟能消解所有的压力，
那吸烟者的人生无疑
会是**一路鲜花**。

非吸烟者承受的**生活压力**
与吸烟者相差无几，但非
吸烟者不用**额外负担**抽烟
的压力。

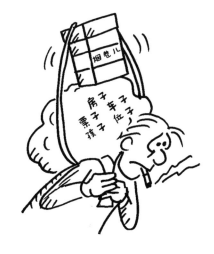

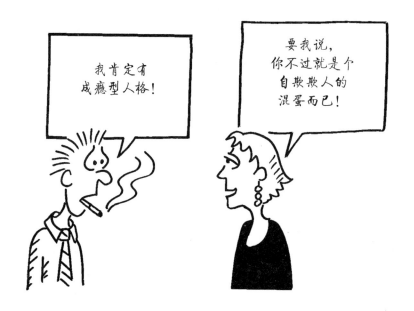

刚开始抽烟时，你并没有上瘾。

一番努力之后，你才有了烟瘾。

想想看！1948年，英国有82%的男性吸烟。
如今这个比率只剩下不到25%。

难道那时候82%的男性天生就有成瘾型人格？
而现在下降到25%是因为基因变异了？

让你成瘾的是**毒品**，跟**人格**半毛钱关系都没有。

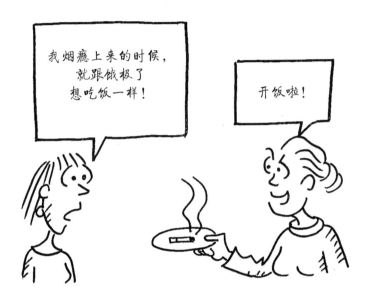

吃饭是人的**自然**反应；抽烟则完全不同。

人一出生，就知道饿了得去**吃东西**，

但人并不是生来就有抽烟的"**本能**"。

后天的**吸烟造就**了这种"**本能**"。

吃东西会平息人体的饥饿感。

吸烟会激发烟瘾的饥渴感……

而且，吸烟激发的饥渴感永远得不到满足！

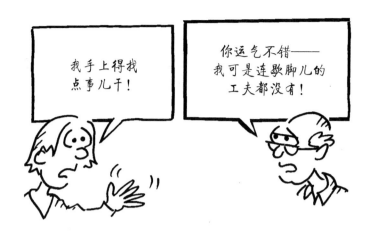

要是真想让**手上**不得闲，

有必要**点支烟**吗？为什么不只是拿着烟就好？

干吗**非得点着**呢？

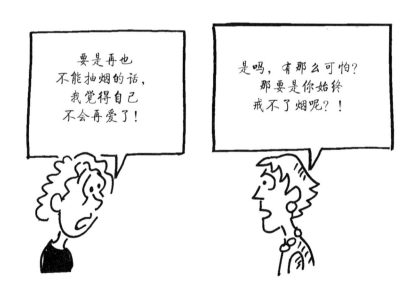

要是再也不能吃**提拉米苏蛋糕**的话，

你会**抓狂**吗？

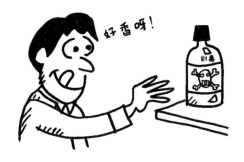

只不过让你别再天天**服毒**而已，

这有什么好困扰的？

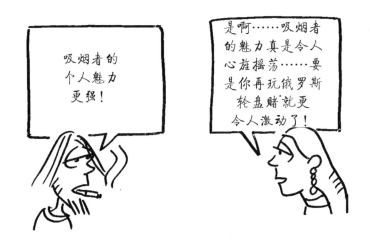

哦，没错，和那些**闷头闷脑**、**从善如流**、**惜命如金**的人相比，

烟民简直是**妙趣横生**得一塌糊涂。

你们只要**咳嗽**几声就会成为**万众瞩目**的焦点！

＊俄罗斯轮盘赌的道具是左轮手枪，赌注是参赌者的性命，参赌者先给左轮手枪装一颗或几颗子弹，然后随意拨动转轮并对自己射击，先中弹者为输家。

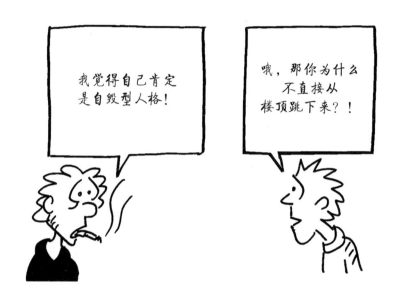

如果真的是**自毁型人格**，
那何必还继续追求让自己**更爽**的东西呢？

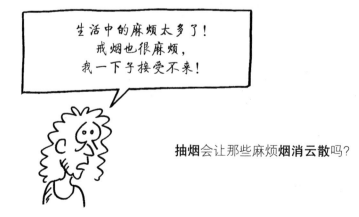

抽烟会让那些麻烦**烟消云散**吗？

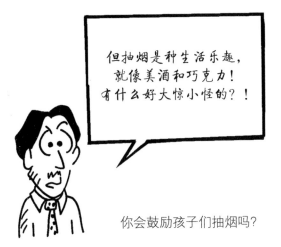

你会鼓励孩子们抽烟吗？

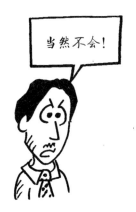

假如能重新开始生活，
你会**主动选择**
当烟民吗？

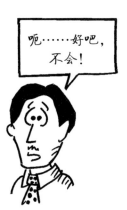

如果抽烟确实不是**坏事**，如果抽烟真的很**有快感**，
那你为什么不**鼎力推荐**大家都抽烟呢？

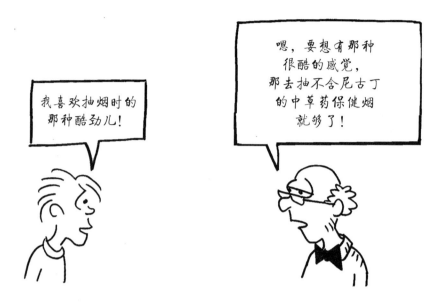

你喜欢这种**酷劲儿**，
只是为了借机让身体摄入尼古丁而已。

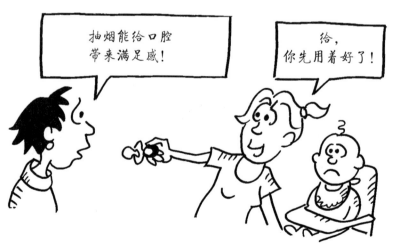

如果只是**口腔满足感**的问题，
那何必要**点燃香烟**？
又何必要**吞云吐雾**呢？

你挣扎了很多年才**戒烟成功**，

嘴里不用再叼着根香烟。

你会走回头路吗？你会**重蹈覆辙**吗？

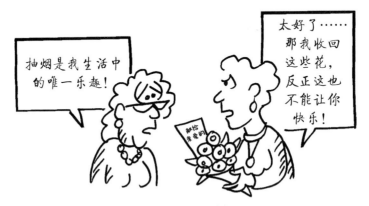

好了，快**振奋**起来吧！

何不想想**友情、亲情、阳光、美食、自由、健康、假日、大自然**……

诸如此类的人生乐事？

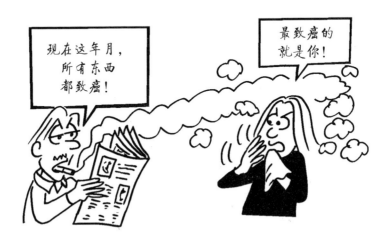

于是，你选择了**最厉害的致癌物**！

你真是**太有眼光了**！

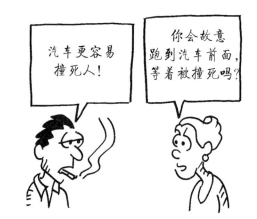

还是多想想好的事情吧，
比如，你会**买彩票中大奖**，
你会**出名上电视**，
你甚至会被推选为**总理首相**。

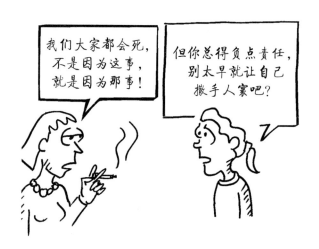

吸烟是**慢性自杀**。

再说了，你总不能先经受几番悲惨折磨之后才
"英勇"赴死吧？

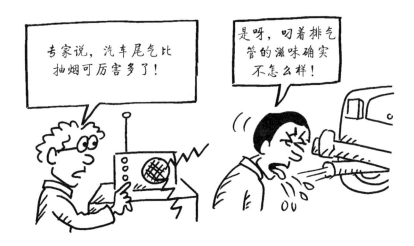

嗯，脑子**秀逗**了之后，
跑去吸点**致命的**毒气确实很正常……

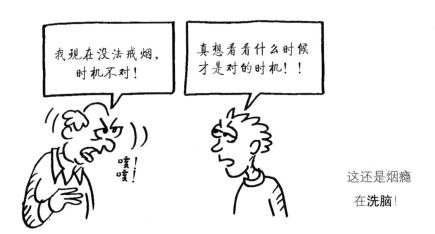

这还是烟瘾
在**洗脑**！

它让你相信，戒烟的时机**总是不对**！

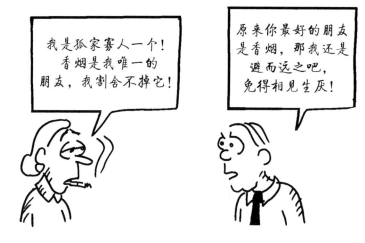

你想过没有，可能**抽烟**才是你真正的敌人！
正是它让你孤苦伶仃、离群索居！

何况，哪有朋友会**毒害**你、让你**窒息**、
一心想**禁锢**你的自由？

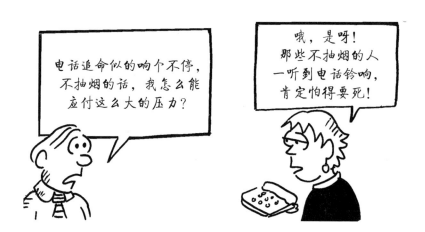

电话会**咬你**？会冲你**大吼大叫**？
所谓的压力，其实都是"抽烟"造成的。

你发现没有？这些借口是多么的**孱弱、蹩脚**？

被"**烟瘾**"这个恶魔**洗脑**之后，
看看你的思想都扭曲成了什么样子？

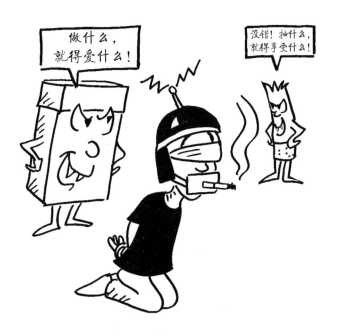

洗脑让你**无法思考**，
洗脑让你**耳聋、目盲、脑残**。

洗脑是一种**伎俩**、一种**蛊惑**、一种**烟雾弹**。

戒烟最大的**绊脚石**是脑子里的一些想法：

（A）你确实**牺牲**了什么东西。

错！

（B）你可以偶尔抽支烟，你能掌控这一切。

错！

是时候该

清醒了！

现在，请暂时换位思考一下，
像个**非吸烟者**那样看着自己……

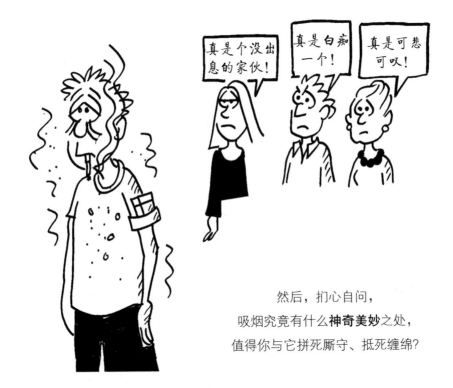

然后，扪心自问，
吸烟究竟有什么**神奇美妙**之处，
值得你与它拼死厮守、抵死缠绵？

说实话，迄今为止，你真的说服过非吸烟者
相信**抽烟的**你比**不抽烟的**他们要**好很多**吗？

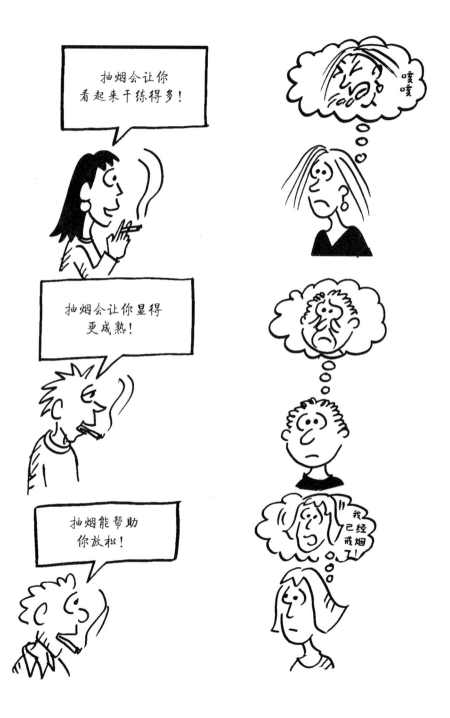

你被有史以来最大的
骗术大师蒙蔽了双眼……

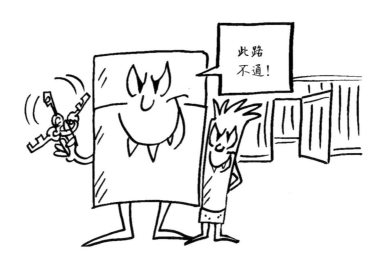

你被困在狱中。

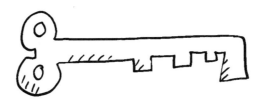

"轻松戒烟法"有着一把神奇的钥匙，
它能带给你自由，它只负责打开**一样东西**——

你的心锁！

摘掉那副**有色眼镜**吧!

你要怎样才能相信自己能够

永远

消灭掉烟瘾呢?

请记住以下关于吸烟的真相：

吸烟不会带来快感。

吸烟并不好玩。

吸烟不能让人放松——吸烟只会让人紧张。

吸烟会带来压力，尽管你觉得这是在纾解压力。

吸烟不能打发无聊时光，恰恰相反，吸烟只会让你感到超级无聊。

吸烟不能帮你放松，只会让你分心。

不抽烟的人，可以更好地应对压力。

不抽烟的人，可以更加享受社交活动。

戒烟，不会让你舍弃任何东西！

抽烟的乐趣何在？

厚厚的舌苔

秽恶的口气

面色蜡黄，苍白病态

咳!
咳!
咳!
咳!

咳嗽个没完

泛黄的牙齿

不翼而飞的钱财

羞耻感和罪恶感

瘾君子

感觉疲惫，
浑身没劲儿

奴役屈从

健康状况不佳

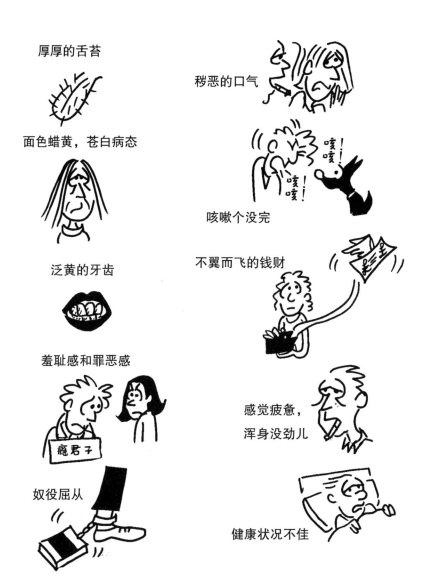

是不是还漏掉了什么？

我们在这里谈了害怕戒烟的大多数**借口**；

下面再**具体考察**另一样东西——

恐惧。

永无止境

你越**恐惧**，**烟瘾**那个恶魔就越**兴奋**。

毫无疑问，一想到**戒烟**，烟民的恐惧感就会油然而生。

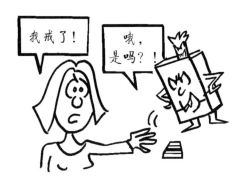

这时你要记住的就是，
让我们**惧怕**的
那个恶魔正是**烟瘾**！

也许是因为**害怕**，
我们在戒烟时仍会感到**迟疑迷惘**。

别担心，就让我帮你**吹散愁云惨雾，重见朗朗晴空**吧！

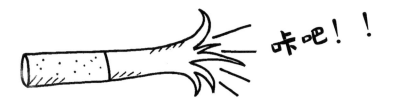

戒烟的时候，

越是觉得自己在

牺牲什么东西，

越是纠结于不得

不肩负的苦难征程，

你就会越害怕戒烟失败。

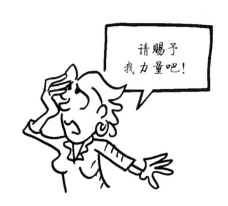

请赐予
我力量吧！

睁开你的双眼，敞开你的心扉！

我们没有**放弃任何东西**！

不抽烟的日子必然**无限美好**！

戒烟应该是上天的**嘉赏**，决不是什么上帝的**惩罚**！

即便戒烟失败了，难道还会比一直抽烟**更糟**吗？
至少你得努把力呀！

你有机会重获自由之身，

别就这样放弃了！

再次重申，你要是觉得戒烟是在**失去什么宝贝玩意儿**，
活该你要**纠结挣扎**！

戒烟不是惩罚！
吸烟才是惩罚！

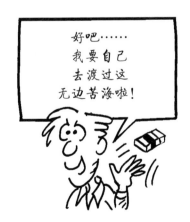

你很快会得到上天赠予你的

最高奖赏——你自由啦！

欢呼雀跃吧！

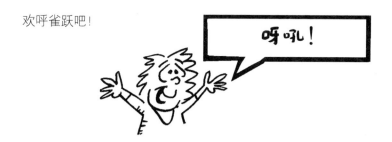

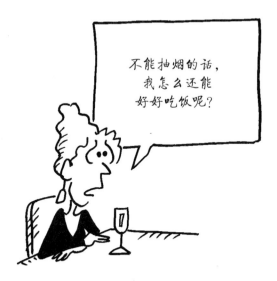

不能好好吃饭？你不是在开玩笑吧？

你应该想，你终于能**品味**美食了！

静下心，细嚼慢咽的感觉真好！

而且你现在钱包**更鼓**了，所以尽管去享用**最棒**的大餐吧！

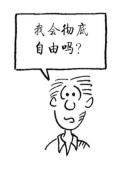

好吧，现在**正式告知**你：
你可以自行选择，不再受困于烟。
这就是**自由**。

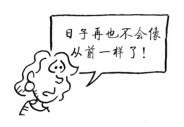

万岁，恭喜恭喜！现在，
你可以全身心地享受生活了。

当然，**选择权**在于你，
你可以随时举手缴械、重入**牢笼**。

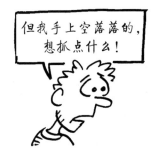

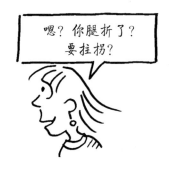

还好，你至少**坦然承认**了自己的**烟瘾**。

听着，为了**生存**，
你需要**空气**、**水**和**食物**。

但你不需要**吸烟**。吸烟不是生活的**必需品**。
它只是你人生旅途中的一个**险恶陷阱**。

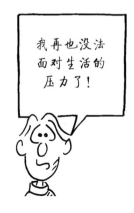

无家可归的动物们才有**压力**，
因为它们时刻都会被猎食。

但它们不需要**毒品**来纾解压力。

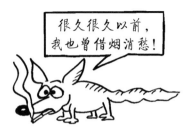

你看，孩子们也用不着毒品。
他们对生活依然**热情高涨**！

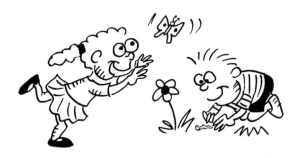

为什么你会觉得**抽烟磕药**才能让自己自在呢？

原因只有一个，
因为我们对自己**有所不满**。

你染上烟瘾，并不是因为你是个蠢蛋……
那些刚学会抽烟的小屁孩儿也不是蠢蛋，
相反，他们对吸烟的**危害**门儿清。

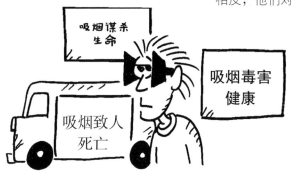

人们开始吸烟，很大一部分理由还是因为他们想**合群**、想**摆酷**、想用某种方式**向他人证明自己**。

当然，深层次的**潜意识**是这样的：

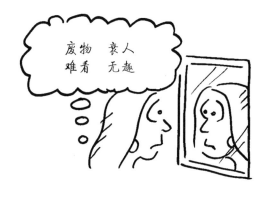

我不满意
**我现在
的样子!**

换句话说，你得找点**慰藉**，寻点**凭仗**，做些**掩饰**，
全副**武装**，好把那个**不自信**的自己**藏起来**，
让自己显得**神气十足**。

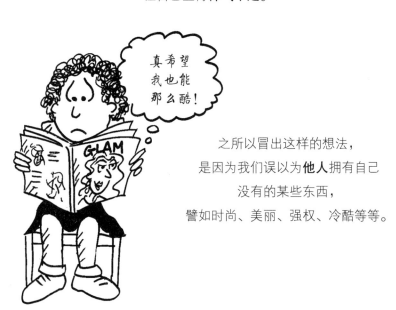

之所以冒出这样的想法，
是因为我们误以为**他人**拥有自己
没有的某些东西，
譬如时尚、美丽、强权、冷酷等等。

于是，我们**模仿**那些
令人称羡的"偶像"，
甚至想胜过他们，
为此我们**铤而走险、胆大妄为**，
我们觉得这样就会
赢得尊重、被人欣赏。

你想被谁**铭记于心**?

那些人现在都怎么样了?

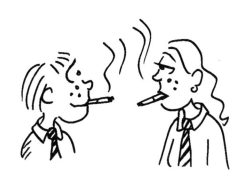

有多少人**还**在抽烟呢?

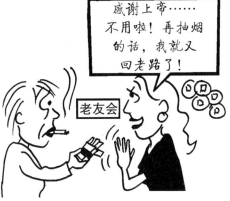

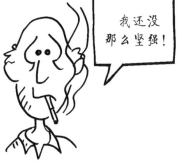

如果还要假以凭仗才能克服

无助感、纾解**压力**、直面**不足**,

你就依然苟活在假象之中;

这个假象就是——

自己还**没到那个份儿上**!

吸烟会让你对**自己更满意**？

你吸烟，所以你**骄傲**？

吸烟之后，觉得自己更**神完气足**了？

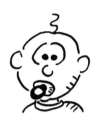

毫无疑问，你心里最清楚，

不管是什么导致你开始吸烟，现在那些借口都站不住脚了。

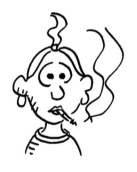

老老实实地承认吧，

你肯定希望自己从没抽过烟！

同样，你肯定也没法解释自己

为什么还要继续抽烟。

最大的讽刺在于：为了**刹那**的欢愉，
你不断加大毒品的剂量，但那些**非吸烟者**的欢乐愉悦
却无需抽烟就能**得葆永恒**！

抽烟的唯一动力就是消除尼古丁戒断症状，
但那些**非吸烟者**压根儿就不会得这种病！

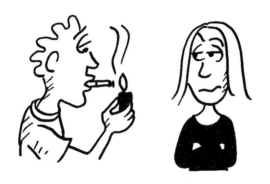

吸烟不会**纾解**空荡荡的感觉——
相反，吸烟会**导致**这种感觉！

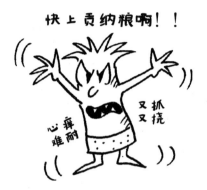

事实上，你点燃一支烟，
只是想感受一下非吸烟者的那种平和宁静。
那么，如果你已经是**非吸烟者**了呢？

可怕的
烟瘾

现在，你大概跃跃欲试地想去戒烟了吧，

但请少安毋躁，**最后**我们还得了解一下所谓的"**可怕的烟瘾**"

到底**是什么东西**？

所谓的烟瘾是那个小魔怪耍的手段，

目的是引你上钩，它让你**心痒痒**，

它让你**空虚无聊**，它让你**没有安全感**，

于是你要找支烟温存缠绵一下。

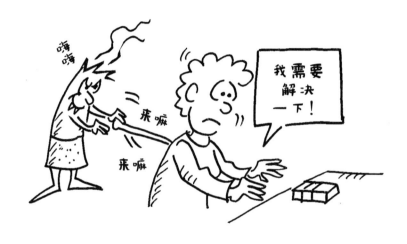

如果你真的**领悟**了，

就会对这种伎俩洞若观火——

所谓的"烟瘾"绝大部分是**心理问题**。

只要**心理**过关，你就可以按部就班地轻松戒烟了——

你会成为一个**快乐的非吸烟者**。

戒烟好比万里长征，我们**已经走完**绝大一部分。

只要坚守正确的信念，
克服身体上的烟瘾对于整个戒烟过程来说只是小事一桩。

虽然身体上的烟瘾微不足道，但多学点谋略也没有坏处。
刚开始戒烟的时候，
这些谋略能帮你有效对付那个小魔怪，
让你亲眼看到它挣扎着走向最后的死亡。

别忘了，小魔怪正在

忍饥挨饿!

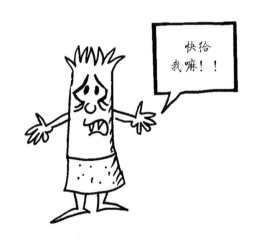

当然，这肯定会让那个小魔怪很不爽。
但你就是要让它不爽!

那个**虐你千百遍的蛮横之人**就要死了，
你有什么可**郁闷**的?!

难道你不应该
敲锣打鼓"送瘟君"吗?

这不是什么坏事！

身体上会感到一些**不适**，但非常轻微，
而且过几天就没事了。

小魔怪的怨怼其实是很好的迹象，
说明关押你的监狱长终于要死了，
牢门大开着，
你现在自由了！

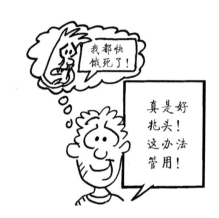

开始欢庆吧！

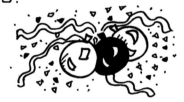

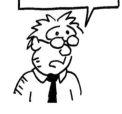

好，那就顺势而为，继续**想想**抽烟的事！
（但请谨记一点——坚持你的戒烟立场！）

想想抽烟的事并没坏处，但**一定要想明白、想透彻**。

千万别这样想："我想抽烟……不，**我不能抽烟**。"

而是要这样想："真是太棒了！

一想起香烟，我就知道**自己再也不需要抽烟了**！"

你已经从**洗脑**中幡然醒悟了，

你已经**干掉**了那个**大魔头**。

现在，你只要对付那个小**喽啰**就行了。

如何干掉小魔怪？

非常简单！这不会让你遍体鳞伤，

顶多有点"**空虚感**"而已。

觉得空虚的时候，别想着"我想抽支烟"；

而是要清醒地认识到，这是那个**小魔怪**让你上贡纳粮，

不用理它，就这样看着它**慢慢饥渴而死**吧。

用不了几天，

你就再也不会受它的罪了！

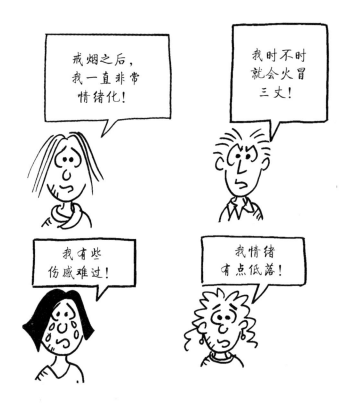

这些都是人类**一直都有**的情感。

表现出诸如此类的情绪，完全不用担心。
但也别轻举妄动，因为那会乱上加乱。

你只要停下来问问自己：
自己**发火**到底是为了什么？
到底是什么让自己**焦虑紧张**？
过去抽烟时帮自己摆平过生活中的**沟沟坎坎**吗？

然后，就请积极**回应**生活对你的要求吧。
我们刚刚**仔细剖析**了它们，你能**应付**的。

回想一下，你是因为什么开始**抽烟**的？

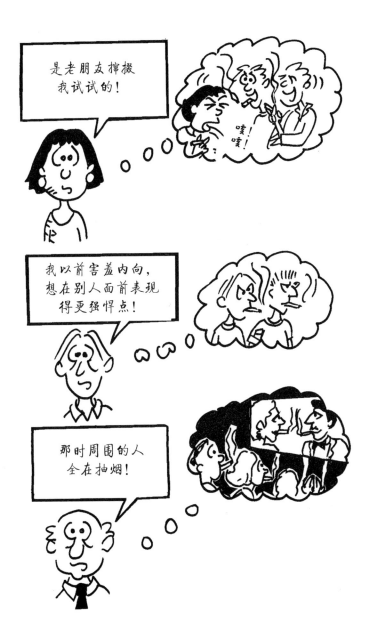

那么，**抽烟真的**能让你感觉
更成熟、更平和、更冷静、更酷炫、更威猛？

抽烟帮你纾解压力了吗？
现在，你还在为"偶像"抽烟而崇拜得五体投地？

抽烟让你对自己更满意？还是更嫌恶？

瑞士心理学家荣格说过这样的箴言：

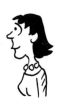

不是发生了什么，
我就成为什么。
而是选择了什么，
我才变成什么。

好了。过去，我们确实因为某些相当**愚蠢**的
原因而干过一些**蠢事**……
（大多数人一生中总得干几件这类蠢事）

但是，现在你有机会做一件
迄今为止**最棒的事**——
你的余生都会为这件事而**自豪**……

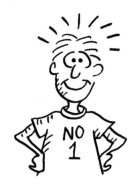

而这一豪迈壮举甚至不用你动一根手指头。

只要别点燃下一支烟即可!

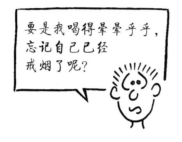

别担心,
等到你真要点烟时,你会想起来的;
想起来的时候,**千万别闷闷不乐**,
而是要**欢庆**自己现在
是**自由之身**的事实!

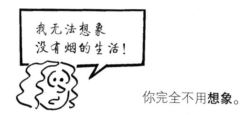

你完全不用**想象**。

未来的生活会是这样:

你会**精力爆表**。

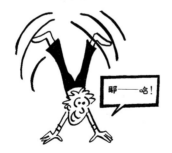

你会**睡得更香**。

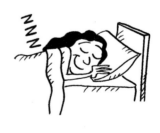

不管是看电影，还是吃大餐，你再也不会**坐立不安**了，
你再也不会为香烟**牵肠挂肚**了。

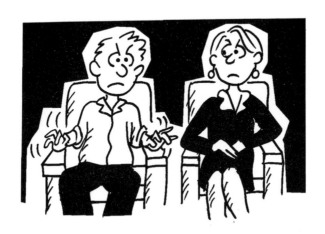

你会成为"**小清新**"！

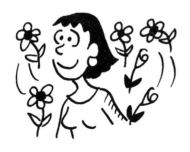

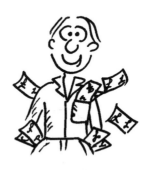

你会**攒**下更多的钱。

而且，你会对那些**抽烟**
的人**心生悲悯**。

你能在脑海里想象这样一幅画面吗？
未来的史学家绞尽脑汁想搞清楚这出叫做"吸烟"的荒唐闹剧。

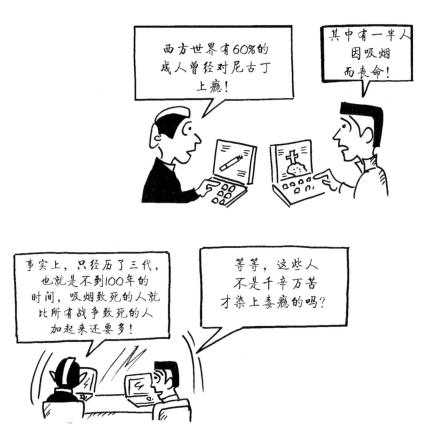

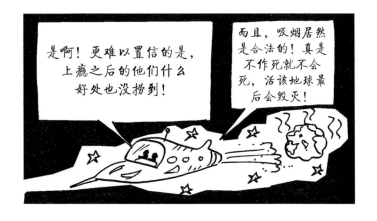

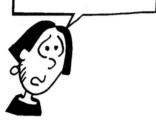

那生活中的那些大沟大坎该怎么办呢？比如，生、老、病、死、怨憎会、爱别离、求不得……我该如何面对这些人生疾苦呢？

迟早你会发现，
自己**不用**吸烟就能承受
这些极具挑战性的人生历练！

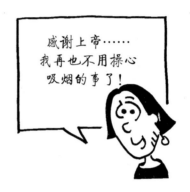

感谢上帝……
我再也不用操心
吸烟的事了！

作为犒赏，你获得了**自由自在的轻松感**。

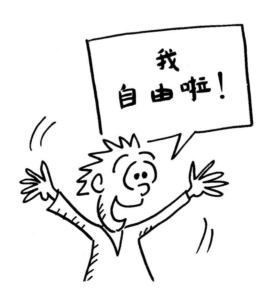

我自由啦！

吸烟对你意味着什么？

一无是处！

你会因为吸烟失去什么？

一切的一切！

真正神奇美妙的时刻就要来临了：

你会重获你的自由！

你会重获你的生命！

最后的锦囊七计

停!

先别往下看!

现在假定你已经**领悟**了，但还是觉得有些忐忑，这很正常。俗话说得好："要想知道梨子的味道，你得亲口尝一尝。"

但是，如果你还心存以下想法：

- 吸烟有一定的**放松**作用。
- 为了"以防万一"，你手边总备着香烟。
- 你做出了某种"**牺牲**"。
- **就抽一支**，不会有事的。
- 你能掌控自己的吸烟行为。
- 吸烟有某种**积极**意义。
- 不抽烟的话，你没有那么**快乐、平和、自由自在**。

那么，说明你还没准备好！

向后转！请重新再读一遍此书。

必要时，请边读边做笔记。

最重要的是，一定要打开你的心扉！

再过一会儿，

你就要抽你这辈子的**最后一支烟**了。

为此，我们将举行

一个小小的**仪式**。

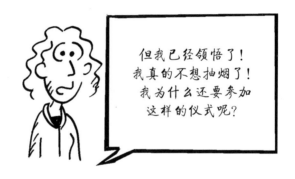

这个仪式一是象征着你的解放，
但更重要的是，仪式会保证
你**坚定不移**地宣称：

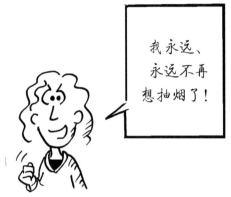

如果你戒烟已经有些日子了，
这个仪式就负责强调你已经抽完了此生的**最后一支烟**。
如果你一直边吸烟边看书，
而这时已经**完全失去了吸烟的意愿**，
则请通过这个仪式证明给自己看。

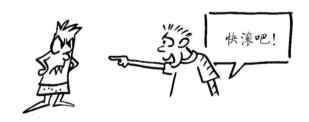

这是个意义重大的闭幕式。

关于最后一支烟及后续事宜，
现传授你最后的锦囊七计：

1. 请**兴高采烈**地掐灭最后这支烟。

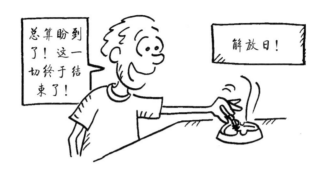

2. 时刻警惕那个一直试图**勾引你**的**小魔怪**。

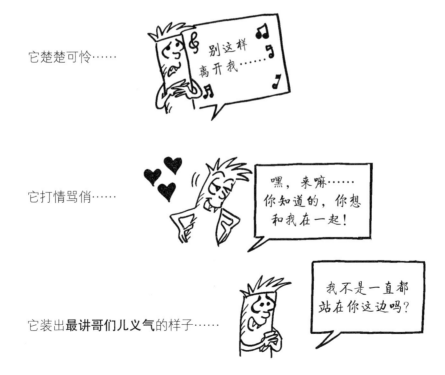

这就像**恐怖片**里的场景……

片子里有个女主角正安全地待在屋子里，
这时外面有个**恶魔**在砰砰地敲门。

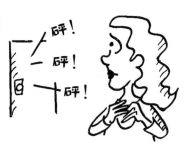

观影的你我都知道，那是个**恶魔**
（那个女主角在某种程度上也知道这点！），
但他**甜言蜜语**，
设法蛊惑她相信
他**不是坏人**。

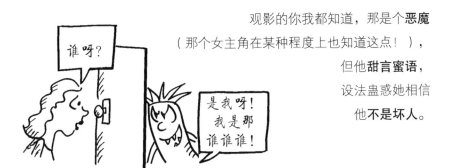

你坐在座位上，看着她开始**拿不定主意**，
接下来，那个笨蛋就朝门那边走去……

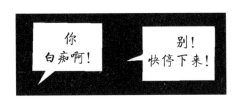

你不敢相信她居然真的**想要**去开门。

她难道不知道他会**杀了**她吗?

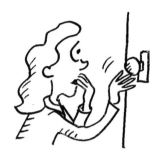

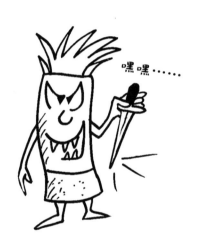

嘿嘿……

嗯,**你**比她强多了,对吧?

请你永远、永远别打开那扇门!

3. 别躲着那些抽烟的人或抽烟的场合。

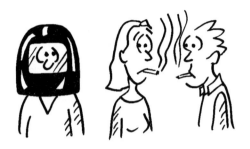

你要走出去，你要重新享受社交活动——
哪怕周围全是吸烟者。你知道自己**没有缺失什么**；
恍然若失的是那些吸烟者。

4. **别羡慕吸烟者。**

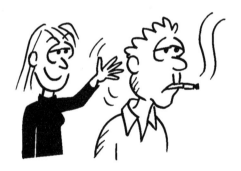

你为什么要羡慕那些**掉到陷阱里**的人呢？

你知道吗？在他们的内心深处，他们在嫉妒你，
因为他们全都希望能和你一样——
自由自在，远离这污秽噩梦般的一切！

5. 请记住，没有"就抽一支"这回事。

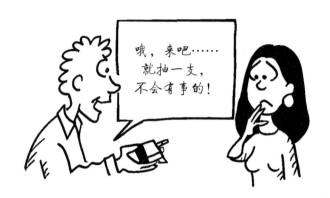

"就抽一支"是整个**连环悲剧**的第一环。

点火抽完这一支之后，

你就会想再抽下一支。

烟瘾这种东西永远不会满足！

抽烟有点像**拿头去撞墙，撞墙（抽烟）**

只会提醒你**不撞墙（不抽烟）**时的感觉有多好。

抽烟又有点像**穿小鞋，穿小鞋（抽毒烟）**

只是为了感受**脱掉小鞋（扔掉毒烟）**

时的轻松感。

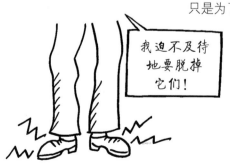

6. 别拖延，马上就成为非吸烟者。

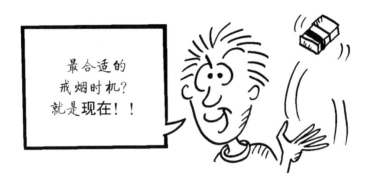

当你不再给烟瘾这个魔头上贡时，
你就成为一个非吸烟者了。

**从掐灭最后一支烟时起，
你就是一个非吸烟者。**

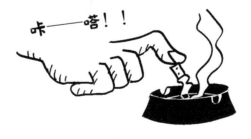

7. 不用担心自己有时总是在想抽烟的事。

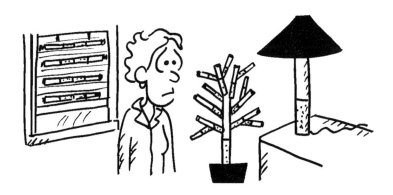

为什么**不能**想抽烟的事呢？

当你还是**烟民**时，很多时候**都在想抽烟**的事。

成为**非吸烟者**之后，你仍然可以**想**这件事——毕竟，

迄今为止，香烟仍然是你生命中的一件**大事**。

关键在于，你现在关于抽烟这件事的想法已经**不同以往**。

尽管去想抽烟这件事吧！

但永远、永远不要质疑自己的决定。

你的脑海里应该时刻回响着这样的声音：

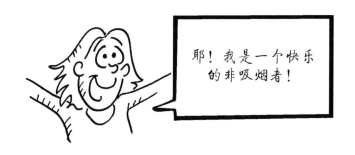

耶！我是一个快乐的非吸烟者！

闭幕式

终于，是时候为

最后这支烟举行闭幕仪式了。

请**点燃**最后这一支香烟。

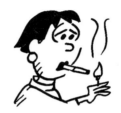

请感受这支烟正在**毁蚀**你**纤柔的肺**。

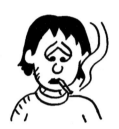

请感受你鲜活的肺是多么**值得珍惜**，多么**有生命力**。

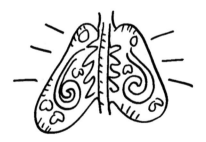

接着，你可以深深地吸上一口。

请感受口腔里的**烟味**。

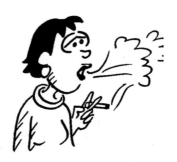

你会注意到，烟味是有多么**污秽肮脏**。

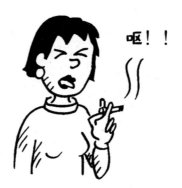

现在，再想想你那

忠心耿耿、漂亮迷人的心脏。

请感受它的**跳动**。

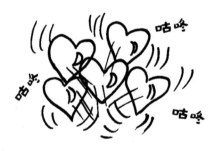

请想象一下那些毒烟在**体内**肆虐的时候，
你那可怜的心脏
曾经**多少次地**像这样竭力坚守岗位。

现在，你可以**兴高采烈地掐灭**香烟了。

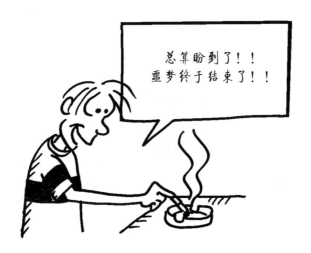

接下来，请翻捣出**烟灰缸、烟嘴烟斗、**

打火机、火柴以及和**吸烟**有关的

所有东西，然后……

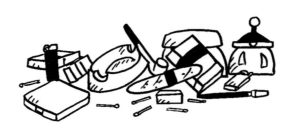

把这些杂碎一股脑儿
地全扔进垃圾桶里！

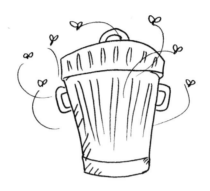

你想载歌载舞；你想大声欢呼：

"我自由啦，我自由啦！"

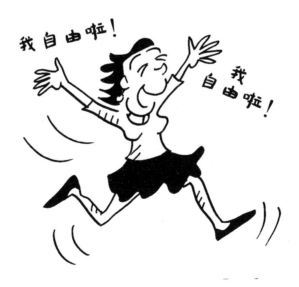

现在，请**脱掉**那些
臭烘烘的衣物。

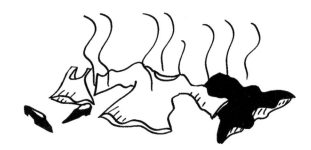

好好泡个奢华
的热水澡。

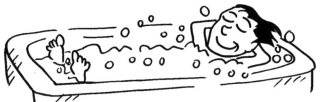

洗洗头。

刷刷牙。

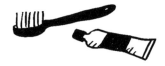

用心体味现在的自己是多么**干净**，多么**清新**。

你是个英雄!

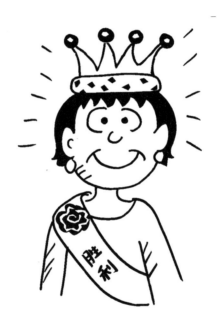

把你戒烟成功的好消息告诉亚伦·卡尔

你可以在 www.allencarr.com 网站上留言，可以给 yippee@allencarr.com 发邮件，还可以写信给亚伦·卡尔轻松疗法诊所的全球总部（地址如下）。

亚伦·卡尔的轻松疗法连锁诊所

下面列出了目前开设有亚伦·卡尔轻松戒烟法连锁诊所的国家和地区。所有诊所均承诺无效退款，但基于退款率算得的治疗成功率达到了95%!

亚伦·卡尔承诺你会在诊所里轻松完成戒烟，无法兑现的话就全额退款。部分特选诊所还提供戒酒疗程和减肥疗程。具体情况请咨询你身边最近的亚伦·卡尔连锁诊所。

亚伦·卡尔轻松疗法的全球总部

地址：Park House, 14 Pepys Road, Raynes Park, London SW20 8NH ENGLAND

电话：+44(0)208 9447761

电子邮件：mail@allencarr.com

网站：www.allencarr.com

全球新闻办

英国戒烟热线:+44(0)7970 88 44 52

电子邮件：jd@statacom.net

英国诊所信息和预约热线总线：

0800 389 2115（免费电话）

英国	法国	挪威
爱尔兰	德国	波兰
澳大利亚	希腊	葡萄牙
奥地利	中国香港	罗马尼亚
比利时	匈牙利	俄罗斯
巴西	冰岛	塞尔维亚
保加利亚	意大利	新加坡
加拿大	印度	斯洛伐克
智利	日本	斯洛文尼亚
哥伦比亚	拉脱维亚	南非
捷克	立陶宛	西班牙
丹麦	毛里求斯	瑞典
厄瓜多尔	墨西哥	瑞士
爱沙尼亚	荷兰	土耳其
芬兰	新西兰	乌克兰
美国		

更多信息，请访问www.allencarr.com，了解离你最近的诊所联系信息。

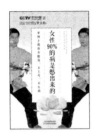

《女性 90% 的病是憋出来的》

罗大伦著　定价：48.00 元

罗博士教你不憋屈，不上火，不生病

本书不仅介绍了身体内的六种郁结，告诉大家如何诊断，如何用相应的方子和方法及时进行调理。还有就是希望通过帮助大家改变认知，来调整内心情绪。当认知改变后，情绪就会变好，而情绪变好后，就能做到不憋屈，不上火，不生病。

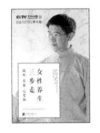

《女性养生三步走：疏肝，养血，心要修》

罗大伦著　定价：48.00 元

女性 90% 的病都是憋出来的

罗博士专为女性打造的养生经

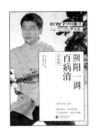

《阴阳一调百病消（升级版）》

罗大伦著　定价：36.00 元

罗博士的养生真经！

要想寿命长，全靠调阴阳。只有阴阳平衡，气血才会通畅。中医新生代的领军人物罗大伦博士，为您揭开健康养生的秘密——阴阳一调百病消。

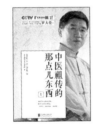

《中医祖传的那点儿东西 1》

罗大伦著　定价：35.00 元

中央电视台《百家讲坛》主讲人、北京电视台《养生堂》节目前主编重磅推出的经典力作！

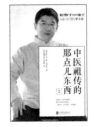

《中医祖传的那点儿东西 2》

罗大伦著　定价：35.00 元

感动无数人的中医故事，惠及大众的养生智慧；

一读知中医，两读悟医道，三读获健康！

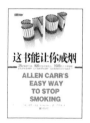

《这书能让你戒烟》 [英]亚伦·卡尔著 定价：36.00元

爱她请为她戒烟！宝贝他请帮他戒烟！别让烟把你们的幸福烧光了！

用一本书就可以戒烟？别开玩笑了！如果你读了这本书，就不会这么说了。"这书能让你戒烟"，不仅仅是一个或几个烟民的体会，而是上千万成功告别烟瘾的人的共同心声。

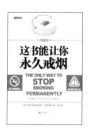

《这书能让你永久戒烟（终极版）》

[英]亚伦·卡尔著 定价：52.00元

揭开永久戒烟的秘密！戒烟像开锁一样轻松！

继畅销书《这书能让你戒烟》大获成功之后，亚伦·卡尔又推出了戒烟力作《这书能让你永久戒烟》，为烟民彻底挣脱烟瘾的陷阱带来了希望和动力。

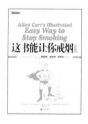

《这书能让你戒烟（图解版）》

[英]亚伦·卡尔 著 [英]贝弗·艾斯贝特绘 定价：32.80元

比《这书能让你戒烟》文字版，更简单、更有趣、更有效的戒烟书，让你笑着轻松把烟戒掉。

什么？看一本漫画就可以戒烟？

没错！这不是开玩笑，而是上千万烟民成功戒烟后的共同心声。

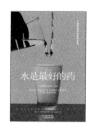

《水是最好的药》 [美]巴特曼著 定价：35.00元

一个震惊世界的医学发现！你不是病了，而是渴了！

F.巴特曼博士发现了一个震惊世界的医学秘密：身体缺水是许多慢性疾病——哮喘病、过敏症、高血压、超重、糖尿病以及包括抑郁症在内的某些精神疾病的根源。

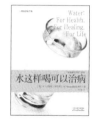

《水这样喝可以治病》 [美]巴特曼著 定价：35.00元

《水是最好的药》续篇！

《水是最好的药》阐述了一个震惊世界的医学发现：身体缺水是许多慢性疾病的根源。《水这样喝可以治病》在继续深入解析这一医学发现的同时，更多地介绍了用水治病的具体方法。

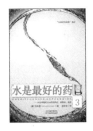

《水是最好的药3》 [美]巴特曼著 定价：35.00元

《水是最好的药》系列之三！

本书是 F. 巴特曼博士继《水是最好的药》《水这样喝可以治病》之后又一轰动全球的力作。在这本书中，他进一步向大家展示了健康饮水习惯对疾病的缓解和消除作用，让你不得不对水的疗效刮目相看。

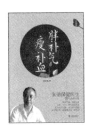

《胖补气 瘦补血（升级版）》

胡维勤著 定价：39.80元

朱德保健医生的气血养生法！

在本书中，前中南海保健医生胡维勤教授深入浅出地讲述了一眼知健康的诀窍——胖则气虚，要补气；瘦则血虚，要补血。而胖瘦又有不同——人有四胖，气有四虚；人各有瘦，因各不同。

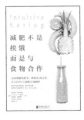

《减肥不是挨饿，而是与食物合作》

[美]伊芙琳·特里弗雷 埃利斯·莱斯驰 著 定价：38.00元

这本颠覆性的书，畅销美国22年

肥胖不仅是身体问题，更是心理问题。

减肥不止是减掉赘肉，更是一次心灵之旅。

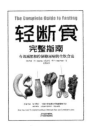

《轻断食完整指南》

[加]杰森·冯 [美]吉米·摩尔著 定价：49.80元

有效减肥和控制糖尿病的全饮食法

营养学家、医学博士、生物学教授都在用的健康瘦身法。这样断食，让激素听你的话，帮你减肥。